AF312777

MÉMOIRE

ET

OBSERVATIONS

Sur un nouveau moyen de prévenir & éviter l'aveuglement, qui a pour cause la Cataracte.

Par M. MARCHAN, Oculiste de la Ville de Nismes, Maître en Chirurgie, & ancien Chirurgien de l'Hôpital Royal & Militaire de Rochefort.

Toute découverte est une conquête de l'homme sur la nature.
Discours de M. DE CONDORCET.

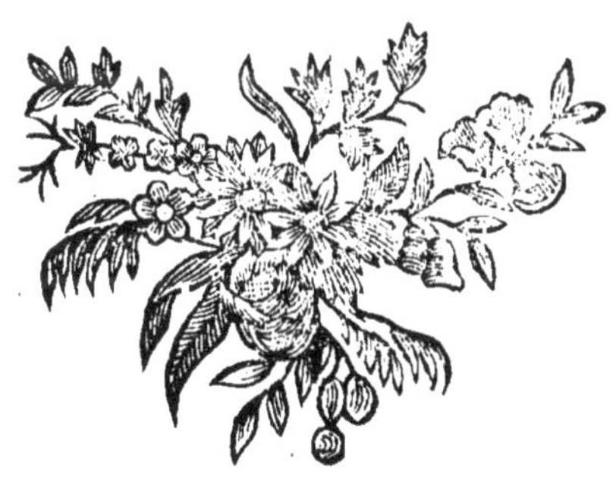

A NISMES,

De l'Imprimerie de PIERRE BEAUME, Imprimeur, Libraire, à la Grand'rue.

M. DCC. LXXXIV.

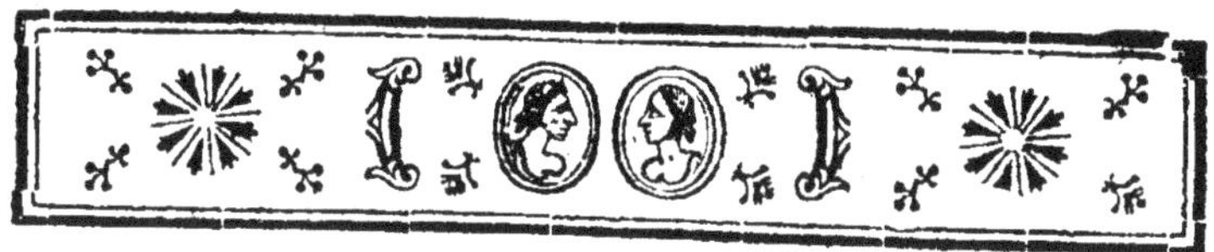

A MONSIEUR***

Docteur-Régent de la Faculté de Médecine de Paris, & Membre de la Société Royale, &c.

Monsieur,

Les vues bienfaisantes de la Compagnie célèbre dont vous êtes Membre, n'aspirent qu'au bien de l'humanité : on vous voit la seconder, en recueillant avec ardeur, tout ce qui peut contribuer à sa gloire, qu'elle fait consister dans le précieux projet de conserver l'Homme en santé, de le préserver de maladies, & de prolonger ses jours autant qu'il est possible.

Ces grands objets dont votre zèle s'occupe
sans cesse , ont pénétré les cœurs sensibles.
La reconnoissance & l'admiration sont les sen-
timens que vous leur avez inspirés , & qui vous
sont dûs à tant de titres. Le Gouvernement qui
ne cesse de manifester sa protection à la Société,
offre à nos yeux une image de sa haute sagesse,
en vous nommant l'un des Arbitres de tout ce
qui peut accélérer les progrès de l'Art.

L'accueil que vous faites à ceux qui , à votre
exemple , font des efforts pour se rendre utiles ,
soit par leurs découvertes , soit par de nouveaux secours inconnus ou négligés , m'engage
à mettre sous vos yeux les observations résul-
tantes d'un nouveau moyen que j'ai imaginé ,
pour empêcher la Cataracte de se former , lorsqu'on éprouve ses premières atteintes : puissent
mes veilles & mes travaux mériter votre suf-
frage ! Ce sera sous vos auspices , & sous la
protection du Gouvernement, que je les publie-
rai , comme une preuve authentique du profond
respect avec lequel je suis ,

MONSIEUR,

Votre très-humble & très-
obéissant serviteur ,
MARCHAN.

AVANT-PROPOS.

LA pente invincible qui conduit à la cécité (a), préfente un afpeét bien trifte à ceux qui voient ainfi accélérer leur chute dans un cahos d'obfcurité & de ténèbres.

L'Artifte peut fapper dans certains cas, la caufe de cette privation ; mais il eft plus important d'empêcher la formation d'une maladie, qui devient d'autant plus grave qu'elle eft plus ancienne, & à laquelle fe joignent fouvent d'autres vices, qui ôtent tout efpoir de curabilité.

Je ne pouvois donc m'occuper d'objets plus utiles, que de découvrir les fecours que la nature recéloit dans fon fein, pour éloigner ou détruire le principe qui plonge dans la cécité, nommée Cataraéte.

Beaucoup de Perfonnes qui m'ont confulté, atteintes ou menacées de cette affeétion, m'ont fait fentir depuis long temps l'avantage d'en fixer les progrès, & conferver par-là un fens qui contribue le plus au bonheur de l'Homme.

En 1774, feu Son Alteffe Eminentiffime LE CARDINAL PRINCE DE ROHAN me témoigna le regret qu'il avoit, qu'on n'eut pas trouvé les moyens d'empêcher ou de diffiper les premières atteintes de la Cataraéte dont il étoit affeété. Je multipliai dès-lors mes expériences, & je puis dire qu'elles m'ont conduit heureufement au point de diffiper le voile qui me les tenoit cachés.

Il y a déjà plufieurs années que j'en aurois pu parler, mais j'attendois d'avoir un plus grand nombre d'obfervations & d'expériences, afin de conftater d'une manière

(a) Cécité, ou privation de la vue.

plus plaufible les effets de ces nouveaux fecours, qui font fi prompts dans certains cas, qu'au bout de trois ou quatre minutes, ils augmentent les perceptions vifuelles d'une manière très-fenfible, particulièrement à ceux qui font atteints de Cataracte naiffante, ou dans certains vices de la cornée tranfparente, comme dans l'*Albugo*, le *Leucome*, ou l'*Onix*, fitués vis-à-vis de la pupille. (*a*) Quoique ce remède augmente les perceptions dans une ou deux applications, il ne fuffit pas néanmoins pour détruire le vice organique des parties. Après en avoir reconnu les heureux effets dans les cas mentionnés, j'étendis fon ufage à d'autres maladies des yeux plus graves, comme aux *chemofis* violents, aux chutes ou hernies de l'iris & de l'uvée (*b*), lefquelles avoient pour caufe prochaine des ulcères fordides & rongeans fur la cornée tranfparente, même à des ouvertures faites avec des inftrumens aigus & tranchans. J'ai vu ce remède faire rentrer les parties dans leur fituation naturelle, accélérer la cicatrifation des ulcères, & faire recouvrer un fens qui ne donnoit aucun efpoir de guérifon par tous les moyens connus.

Je rapporterai dans ce Mémoire, 1°. la defcription fuccincte du criftallin & de fes capfules. 2°. Ce qu'on doit entendre par Cataracte, fes différences, fes caufes, fes fignes & principaux fymptômes. 3°. Sa cure palliative & radicale. 4°. Les obfervations qui conftatent les effets qu'a produit ce nouveau fecours dans différentes maladies des yeux, & particulièrement dans les Cataractes naiffantes & formées.

(*a*) La première application que je fis de ce remède à l'œil gauche de M. Niquet, le mit en état de lire, ce qu'il n'avoit pû faire depuis une chute qu'il fit il y avoit trois ans, qui donna lieu à un *Leucôme* ou taye, qui diminuoit fes perceptions, au point que le Confultant fe conduifoit avec peine.

(*b*) Nommées Raifinière, Myoceplalon, Clavûs, &c.

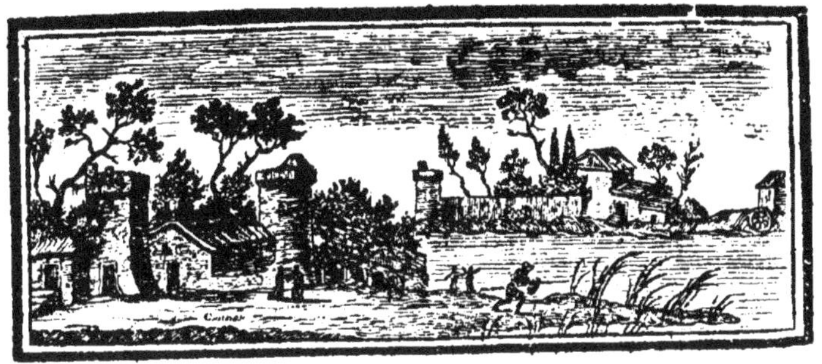

MÉMOIRE

ET

OBSERVATIONS

Sur un nouveau moyen de prévenir & éviter l'aveu-glement, qui a pour cause la Cataracte.

DU CRISTALLIN ET DE SES CAPSULES.

L'ŒIL est un corps organique, glanduleux, formé par l'assemblage de tuniques & de membranes, lesquelles renferment des corps plus ou moins denses, naturellement diaphanes.

Il est de figure ronde & sphérique : sa face anté-rieure présente deux plans circulaires ; l'un blanc, nommé albuginée, le second iris, qu'on distingue à travers la cornée transparente, qui représente un plan demi-sphérique, où se trouve renfermée l'humeur aqueuse. L'iris se trouve différemment colorié en brun ou en bleu, & son centre est cette ouverture ronde nommée pupille ou prunelle, qui est noire.

La structure de l'œil est d'autant plus fine & plus délicate, que la plus grande partie des substances qui entrent dans fa compofition font tranfparentes ; & par une loi inhérente à la fragilité humaine , ces parties perdent quelquefois leur tranfparence, & forment un genre de maladies particulières qui plongent dans la cécité : telles font les opacités de la cornée tranfparente , de l'humeur de Morgagni , du corps vitré , de fes enveloppes, du criftallin & de fa capfule. Toutes ces parties forment dans l'état fain , autant de milieux, où fe réfractent les rayons refléchis de la furface des objets. Mais fi leurs pores font détruits ou oblitérés , les rayons étant refléchis au meat pupillaire, il s'enfuit que les pinceaux lumineux ne pouvant tracer l'image des objets fur l'organe fenfitif, nous privent de la faculté de voir.

Le criftallin eft un corps tranfparent, de figure ronde & globuleufe, dans certains animaux , furtout des oifeaux & des poiffons ; il eft d'une forme lenticulaire dans l'homme & dans la plupart des quadrupèdes. Il eft intermédiaire au corps vitré & à l'humeur aqueufe ; ces deux corps lui fervent de point d'appui , dans tous les points de fes furfaces; il eft maintenu ainfi dans un fens vertical. Lorfque la tête eft droite, de manière que fes bords, où la portion inférieure de fa circonférence eft en bas, la fupérieure en haut; il eft encore ainfi retenu dans fes bords par un ligament nommé ciliaire; fa face poftérieure, qui eft la plus convexe, forme une dépreffion ou enfoncement au corps vitré (*a*), nommé chaton. Il eft de fubftance gélatineufe & albumineufe, elle perd comme le blanc d'œuf fa tranfparence à un degré de chaleur modéré. Sa ftructure reffemble beaucoup à celle de l'oignon ; il eft formé par une infinité de lames, adoffées en forme de couches, les unes fur les autres , jufqu'à former un très-petit glo-

---

(*a*) Plus les corps tranfparents ont de denfité , plus ils rétractent les rayons de lumière.

bule qui en occupe le centre, lequel fe trouve d'une confiftance plus dure & plus ferrée que le reftant du criftallin ; c'eft la raifon pour laquelle le plus grand nombre de Cataractes commencent à fe former à fon milieu, les fluides n'y circulant pas avec la même liberté que dans les autres parties de ce corps.

Lorfqu'on fait cuire le criftalllin jufqu'à ficcité, toutes fes lames fe détachent alors en forme d'écaille.

Le poids du criftallin dans les adultes, eft ordinairement de quatre ou cinq grains ; fon épaiffeur de deux lignes & demie ; fon diamètre de quatre lignes environ ; fa circonférence de huit ou neuf. A vingt-cinq ans, il prend une couleur d'un jaune clair, qui devient plus foncé avec l'âge ; il reçoit de l'artère centrale du globe, les fluides propres à fa nourriture. Un grand nombre d'autres vaiffeaux lymphatiques font deftinés à ce même ufage, & à rapporter le fuper-flu ou le verfer dans l'humeur aqueufe. La tunique qui enveloppe le corps vitré eft fi fine, qu'on ne fauroit l'appercevoir, fi on ne la pince ; elle eft compofée de deux lames, au bord du proceffus ciliaire, & fous le canal godronné de petit ; la lame interne, en jetant fes prolongemens pour former les cellules du corps vitré, s'étend & tapiffe le chaton qui reçoit la convexité poftérieure du criftallin ; la lame externe vient en fe prolongeant en avant, pour recouvrir la face antérieure du criftallin. Cette tunique eft très-délicate, & fe déchire aifément. Les deux lames font naturellement diaphanes, mais elles peuvent devenir opaques enfemble ou féparément ; ce qui établit dans l'un & dans l'autre cas la cécité, par un genre de Cataracte qui n'eft pas encore bien connu, & fur lequel je donnerai des éclairciffemens dans un autre Mémoire.

Immédiatement au-deffous de la tunique vitrée, on en trouve une feconde, nommée capfule du criftallin, formée de deux plans demi-fphériques, joints & liés à leurs bords par des fibres très-délicates.

Chaque fegment a un tiers de ligne d'épaiffeur ; il eft facile de les divifer & de les atténuer lorfqu'on les preffe entre les doigts. Ils deviennent quelquefois opaques, fans que le criftallin ou les autres parties qui l'environnent, éprouvent la même altération. Ils enveloppent une humeur qui entoure le criftallin ; elle eft diaphane, glutineufe, d'une nature femblable à celle qui entre dans la compofition du corps qu'elle enveloppe : elle eft en petite quantité, mais fuffifante à fa nourriture & à fon entretien. Ce qui prouve qu'elle eft deftinée à cet ufage, c'eft l'analogie qu'il y a entre cette humeur, & celle qui enduit fes lames & fa capfule propre : elle eft nommée humeur de Morgagni. Elle peut auffi devenir opaque, fans que les autres parties le foient ; mais dans ce cas, le criftallin fe diffout, & fe réduit à une humeur femblable, qui forme l'efpèce de Cataracte appelée laiteufe.

L'humeur aqueufe, le criftallin, le corps vitré & leurs capfules, l'humeur de Morgagni, toutes ces parties ont des connexions fi intimes & fi délicates, qu'elles ne paroiffent former qu'un feul tout, par l'enfemble fin & délicat qui y règne.

DE LA CATARACTE.

LA Cataracte eft cette altération qui fait dégénérer les parties tranfparentes en opaques, comprifes entre l'humeur aqueufe & la fubftance vitrée. Comme elles font fituées vis-à-vis de la pupille par où paffent les rayons de lumière, devenues toutes ou en partie opaques, s'oppofent à leur paffage ; d'où réfulte que l'organe fenfitif ne recevant pas les pinceaux lumineux propres à tracer l'image des objets, il refte alors fans action : ce qui établit l'aveuglement.

Nos Anciens croyoient que c'étoit une humeur qui

fe portoit à la fuite d'une fluxion, vis-à-vis de la pupille, entre l'humeur aqueufe & le criftallin ; qu'elle fe réduifoit en une pellicule, qui faifoit obftacle au criftallin, imaginant qu'il étoit l'organe immédiat de la vue. Le fameux Defcartes diffipa cette erreur fur cet objet important, par une conféquence jufte. Les nerfs, dit-il, étant le fiége du fentiment & de l'activité de nos organes, la rétine, troifième membrane commune de l'œil, formée par l'épanouiffement du nerf optique, doit être le fiége fenfitif de la vifion, & non le criftallin qui eft dépourvu de nerfs.

Cette découverte fut long-temps combattue ; mais les obfervations & les expériences que fit M. Lafnier, Chirurgien Oculifte de Paris, enfuite MM. Briffeau, Maître-Jan, Saint-Yves, confirmèrent la découverte de ce grand Homme. La Cataracte eft différente en raifon de fon fiége, de fa confiftance, & des caufes qui y donnent lieu. *Différence.*

Elle peut fe former par une multitude de caufes : on peut les réduire cependant à trois principales, la première dépendante du vice des fluides ; la feconde des folides, & la troifième en accidentelle. *Caufe.*

Le défaut de proportion entre le diamètre des vaiffeaux & les fluides qui doivent les pénétrer, donnent lieu à plufieurs défordres. Si les fluides qui doivent paffer dans les vaiffeaux capillaires & lymphatiques du criftallin, ou de fes capfules, font trop épais & vifqueux, la circulation eft alors plus lente & plus difficile, par la réfiftance qu'éprouvent les parois intérieurs de ces mêmes vaiffeaux, qui perdent en totalité ou en partie leur mouvement orcillatoire, d'où fuit la ftagnation, l'accumulation de ces mêmes fluides, avec oblitération de ces parties tranfparentes, & la diminution ou privation totale de la vue. *Caufe.*

(DE L'ACRIMONIE). Si les fluides qui pénètrent l'intérieur de l'œil & le criftallin, ont un vice d'acrimonie alkalefcent acide ou vénéneux, ils déterminent des fpafmes dans le globe de l'œil , lefquelles fe manifeftent par des étincelles que les malades femblent voir ; ils éprouvent même des difficultés à fupporter la clarté : ces fluides , en irritant les folides , déterminent l'inflammation de ces parties , par le paffage des globules fanguins dans les tiffus membraneux intérieurs de l'œil, d'où réfulte l'opacité du criftallin & de fes enveloppes.

(PLETHORE). Lorfque les fluides fe portent en trop grande quantité dans l'intérieur de l'œil, ils produifent une diftenfion trop confidérable dans les vaiffeaux , ce qui donne lieu au relâchement & à l'atonie. Le trop long féjour des premiers , leur fait perdre cette limpidité néceffaire à l'entretien de ces parties tranfparentes , qui deviennent infenfiblement opaques par cette même caufe. L'excrétion naturellement abondante des humeurs de l'œil, qui fe fait par les pores de la cornée tranfparente , répercutée par l'effet de quelque médicament, ou par le contact fubit d'un air froid, ou chargé de miafmes mal-fains , peuvent non-feulement occafioner l'opacité du corps criftalloïde , mais déterminer auffi des maladies d'un autre genre.

Caufe.   Lorfque les folides font affoiblis, relâchés, qu'ils n'exercent plus que d'une manière imparfaite la preffion ou le mouvement ofcillatoire fur les fluides, ces derniers, en féjournant trop long-temps dans les vaiffeaux, s'épaiffiffent, perdent leur limpidité, & rendent opaques les parties tranfparentes où ils font engorgés : accident qui arrive particulièrement aux vieillards.

(ROIDEUR, TENSION). La trop grande roideur de la fibre ou des vaiffeaux lymphatiques, ne cédant pas à l'impulfion des fluides, ces derniers ne pouvant pas pénétrer le criftallin ni fes capfules , il s'enfuit l'affaiffement, l'applatiffement & la cohérence de ces parties avec opacité.

(COUPS, CHUTES, COMPRESSIONS). Les coups

reçus à l'œil ou à ses parties voisines, en produisant une compression forte & subite, déterminent souvent l'exploration des solides, avec tuméfaction & gonflement ; d'où suit l'inflammation & la suppuration qui peut faire naître l'atrophie & l'opacité des parties transparentes essentielles à la vision. Si au contraire, la résolution a lieu, il y a à craindre l'infiltration, le métastase, & le dépôt sur le cristallin, ou sur les tuniques qui l'enveloppent (si on ne les prévient par les secours indiqués) qui les rendent opaques & constituent la Cataracte, rarement curable dans ces sortes de cas.

L'inflammation des membranes qui enveloppent le cerveau dans la phrénésie, ou la fièvre maligne & putride, se propage quelquefois sur les tuniques & membranes intérieures du globe de l'œil, ce qui fait dégénérer celles qui sont naturellement diaphanes en opaques ; le cristallin acquiert le même vice. Les Cataractes qui ont une pareille cause, sont constamment compliquées de la paralésie de la rétine & d'adhérence de l'uvée avec les capsules du cristallin, ce qui les rend incurables.

L'humeur âcre, morbifique & rhumatismale, qui prend son siége à la tête, ou dans les parties aponévrotiques, telles que le péricrane, lorsqu'elle est mise en mouvement par le moindre accident, excite des douleurs très-vives dans les parties latérales ou antérieure & postérieure du crâne. Il arrive souvent que cette humeur se porte aux yeux ou aux oreilles, ce qui est suivi d'une foule d'accidens à l'un ou à l'autre de ces sens, & notamment de la cécité, par la Cataracte qui est d'une nature à ne pouvoir s'extraire, quoiqu'elle paroisse laisser des apparences de curabilité.

(ACQUISE). Le virus vénérien, en produisant l'épaississement de la lymphe, peut causer l'opacité du cristallin, & constituer la Cataracte ; ce qui arrive rarement, quoique beaucoup d'Auteurs imaginent l'avoir dissipée par des frictions mercurielles, tandis que ce n'étoit que des épanchemens purulens ou lymphatiques nommés *hypopion* , *albugo* , entre les lames de la cornée tranſparente.

La chaleur immodérée & ſubite que le criſtallin éprouve , ſoit par la réverbération d'un feu ardent, ou par les rayons ſolaires , peuvent, en condenſant les fluides les plus ſubtils, coaguler la lymphe, & rendre le criſtallin opaque.

L'application trop long - temps continuée de la vue, ſur des objets fins & petits, en augmentant le conflict des fluides, détermine l'extenſion des ſolides, leur relâchement, la ſtagnation, l'épaiſſiſſement, & enfin l'opacité, avec diminution, myopie, ou privation totale de la vue.

(LIPPITUDE, OPHTALMIE). Le paſſage des globules ſanguins dans les vaiſſeaux lymphatiques de la conjonctive, le gonflement, la tuméfaction des glandes Meïbomius, des glandes ciliaires, des paupières, la caruncule lacrymale, l'épanchement ſurabondant des larmes ſur la ſurface antérieure du globe, & le degré de chaleur qui accompagne cette maladie, déterminent inſenſiblement à la cornée tranſparente ou au criſtallin, à des engorgemens, à la ſtagnation, & à l'épaiſſiſſement des fluides, qui rendent plus ou moins ces parties opaques, d'où réſulte une diminution plus ou moins grande, dans les perceptions viſuelles.

Les principes conſtitutifs qui nous compoſent, étant viciés dans leur origine par nos pères, il s'enfuit que nous naiſſons ſouvent avec les mêmes principes de maladie dont ils étoient atteints ; la Cataracte peut être auſſi héréditaire ; il n'eſt pas rare de trouver des familles qui ont ſucceſſivement cette maladie.

La matière noire qui ſert de velouté à la lame interne de la choroïde, lorſqu'elle eſt en trop grande quantité, en s'infiltrant dans les vaiſſeaux lymphatiques qui ſe diſtribuent au criſtallin, le rend d'un jaune

brun & enſuite noir & opaque, ainſi que je l'ai
remarqué ſur pluſieurs ſujets, entr'autres ſur le nommé
Gaydan, des environs d'Uzès, qui jouit depuis pluſieurs années de la vue, quoique ces Cataractes fuſſent noires & très-volumineuſes.

La Cataracte ſe forme ſouvent ſans que la cauſe Signes.
ſoit apparente ; ce qui doit engager ceux qui ont
ſujet de craindre, à ſe prémunir contre cette affection.

Les ſignes de la Cataracte ne ſont pas conſtam-
ment les mêmes dans tous les ſujets ; ils dépendent de
la cauſe de la maladie : il apparoît aux uns des floccons
de laine, de neige, des atomes qui ſemblent voltiger
devant leurs yeux ; aux autres comme un brouillard,
une toile mince, ou de la fumée, ou une humeur
tenace extérieure, qui ſemble devoir ſe diſſiper aux
frottemens de la partie. Les douleurs que reſſentent
ceux qui éprouvent une diminution de vue aux ſinus
frontaux, aux occipitaux, aux tempes, ou dans
l'intérieur de l'œil, qui ſont accompagnées des appa-
ritions de groſſes mouches, des pattes d'araignées,
des étincelles ou des cercles lumineux, ſont les ſignes
ſouvent de complication de Cataracte, c'eſt-à-dire,
que le corps vitré, ſes tuniques & la rétine ſe vicient
en même temps. Dans ces différens cas, les perceptions viſuelles s'affoibliſſent plus ou moins vîte, & un
brouillard qui devient alors inſenſiblement opaque,
s'oppoſe entièrement à la perception des objets.

La pupille ou prunelle qui étoit ci-devant noire, Symptômes.
ſe colore en gris, le plus ſouvent vers le centre du
criſtallin, & s'étend à ſa circonférence. Lorſque la
Cataracte eſt formée, le conduit lumineux, ou méat
pupillaire, eſt entièrement clos, d'où ſuit la cécité.
(Lorſque la Cataracte n'eſt pas ancienne, les malades voient mieux certains objets dans les endroits
peu éclairés).

Les accidens qui accompagnent quelquefois les Accidens.
Cataractes par leur trop long ſéjour dans l'intérieur
du globe, ſont les adhérences qu'elle contracte avec

l'uvée, l'iris, l'opacité des tuniques du corps vitré, la dégénérefcence ou la diffolution de ce dernier, la paralyfie du nerf optique, la perte de fenfibilité de la rétine, le paffage des globules fanguins dans l'artère centrale, & des vaiffeaux variqueux à l'intérieur du globe de l'œil. Envain pratiqueroit-on l'opération dans ces derniers cas, elle feroit inutile. On doit donc prévenir ces accidens par les moyens que nous avons imaginés. Pour comprendre l'effet de cet ophtalmique, nous ferons obferver que les pores exhalans de la cornée tranfparente font très-nombreux ; ce qui eft prouvé par la tranfudation abondante qui fe fait d'une humeur lymphatique & aqueufe (a), excrétoriée des parties internes de l'œil, qui entretient en même temps la tranfparence & le poli de ce corps membraneux. Ces mêmes pores font auffi inhalans, puifque l'application de ce nouveau remède produit des effets prompts, qui ne fauroient échapper aux yeux de l'Obfervateur. En pénétrant ainfi, il atténue & réfout les engorgemens lymphatiques ; il augmente l'excrétion des glandes Meïbomius, des glandes lacrymales, & des fébacées des tarfes des paupières ; il les amollit lorfqu'elles font gorgées d'humeurs épaiffes, tenaces & vifqueufes.

Lorfque la Cataracte eft formée, ce remède n'augmente que très-peu ou point du tout les perceptions ; mais il a la propriété de détruire les adhérences qu'elle contracte avec fes parties voifines, avantage
Cure. qui rend l'extraction plus facile, plus prompte, & le fuccès plus conftant, ainfi qu'il fera démontré par l'énumération des perfonnes dont j'avois préparé les Cataractes à l'extraction, par une ou deux applications de cet ophtalmique : fi les adhérences ne cédoient pas à fon effet, ce qui fe manifefte par la fixité

(a) Voyez les Mémoires phyfiologiques fur l'œil, par M. Janin, in-8°. pag. 66.

de

de l'iris ou de là prunelle , le fuccès de l'opération feroit douteux.

Quoique ce remède ait produit de grands effets dans diverfes maladies des yeux , je ne dis pas qu'il convienne dans tous les cas. Les obfervations ci-après indiqueront les circonftances où il opère le mieux. Il eft propre à défobftruer les glandes & les vaiffeaux de l'œil , qui fe trouvent remplis & engorgés de matières lymphatiques & vifqueufes ; il augmente en même temps l'ofcillation des folides. Si la Médecine eut été enrichie de ce fecours depuis fon origine , j'ofe penfer qu'elle auroit préfervé un grand nombre d'hommes de la cécité.

PREMIERE OBSERVATION.

MADAME la veuve Breffon , âgée de 70 ans, étoit privée de la vue de l'œil droit , par la Cataracte bien formée, lorfqu'elle me confulta en 1779. Le criftallin de l'œil gauche contractoit le même vice (a) ; il fe coloroit dans fon centre de gris ; la pupille paroiffoit trouble. La Confultante éprouvoit les mêmes fymptômes que du premier. Les moyens propres à arrêter cette maladie naiffante, furent employés intérieurement & extérieurement ; ce qui procura au bout de quelques jours une excrétion d'humeur très-abondante, d'une nature épaiffe , blanche & lymphatique , dont l'écoulement dura plufieurs jours. La difparition des fymptômes de la maladie céda à un traitement d'environ 45 jours. Depuis lors la Confultante jouit de la vue de cet organe , & n'a plus éprouvé aucun figne de Cataracte.

SECONDE OBSERVATION.

LE fieur Guigue , âgé d'environ 48 ans, étoit atteint

(a) Les maladies des yeux font fympathiques , lorfque l'un des deux eft affecté ; la même maladie fe reproduit fouvent à l'autre.

B

de Cataraĉte naiſſante aux deux yeux, compliquée de lippitude ou ulcération & tuméfaction des bords des paupières.
Les criſtallins étoient demi-opaques & ſembloient être cou-
verts d'une gaze ; le malade ſe plaignoit en effet, qu'il ne
voyoit qu'à travers une eſpèce de toile, ou fumée épaiſſe,
entre ſes yeux & les objets qu'il fixoit, qui le privoit de
les diſcerner, quoiqu'ils fuſſent grands & près de lui.

Les progrès qu'avoient fait ces Cataractes, ſi prêtes à
être formées, me firent héſiter ſur l'adminiſtration de mon
nouveau remède : j'accédai cependant aux ſollicitations
du Conſultant ; il fallut même lui en preſcrire un ſecond
pour rétablir les paupières ; un mois de leurs uſages le mirent
en état de venir me remercier & me témoigner ſa ſatis-
faction, en m'aſſurant qu'il diſcernoit auſſi parfaitement qu'à l'âge de 15 ans. Le nouvel examen que je fis
de ſes yeux, & des pupilles, ne me laiſſèrent aucun
doute ſur la poſſibilité où il étoit de diſtinguer les plus
petits objets, les ayant reconnus dans un état parfaitement ſains ainſi que les paupières : quatre ans ſe ſont
écoulés depuis, ſans qu'il ait eu la moindre altération ni
changement à ſa vue.

TROISIEME OBSERVATION.

LE ſieur Firmin, âgé d'environ 50 ans, me conſulta
en 1781, ſur la Cataracte naiſſante qui affectoit ſon œil
droit ; elle avoit pris ſon ſiége au ſegment antérieur de la
capſule criſtalline ; ſon opacité étoit très-ſenſible à l'Ob-
ſervateur, étant d'une figure irrégulière & comme étoilée.
Les corps ombrageux, qui ſe préſentoient ſur les objets
qu'il vouloit fixer, rendoient les perceptions de cet œil
troubles & diffuſes. L'intemperie des ſaiſons auxquelles s'ex-
poſoit le Conſultant, avoient donné lieu à cette altération,
qui n'auroit pas manqué de faire des progrès, puiſqu'elle
ne datoit que depuis cinq ou ſix mois. Je lui adminiſtrai
mes nouveaux ſecours, qui parurent d'abord fléchir contre
la maladie ; mais leur exacte application pendant deux mois,
firent céder ce principe de Cataracte, ce qui permit au
malade de voir auſſi bien de cet œil que de l'autre ; depuis
lors il n'a plus éprouvé aucun veſtige d'altération à cet
organe.

QUATRIEME OBSERVATION.

MADAME Auſtalier, âgée d'environ 60 ans, me demanda en 1781, mon avis ſur l'état de ſes yeux ; je reconnus qu'ils étoient affectés de Cataractes naiſſantes, dont la cauſe dépendoit du relâchement des vaiſſeaux & de l'épaiſſiſ-fement de la lymphe. Elles étoient de couleur griſâtre, ſur toute la ſurface des corps criſtalloïdes. La diminution de vue de Madame la Conſultante, accompagnée de trouble, & de nuages qui paroiſſoient lorſqu'elle fixoit les objets, ne laiſſoit aucun doute ſur les progrès qu'auroit fait cette maladie.

Pour en prévenir les ſuites, & en améliorer autant qu'il fut poſſible la vue, la malade eut recours aux moyens que j'ai imaginé : & dans l'eſpace d'un mois qu'ils furent employés, nous obtinmes l'atténuation de cette opacité ; depuis lors, elle n'a plus éprouvé les mêmes ſymptômes, ni *changement* à ſes perceptions viſuelles.

Nous joindrons ici quelques autres obſervations ſur diver-ſes maladies de l'œil, dont le traitement extérieur a été peu différencié, puiſque c'eſt à l'aide du même remède que les ſujets ont été traités.

CINQUIEME OBSERVATION.
Sur une Raiſinière.

MADAME Paſſebois, âgée de 22 ans, eut, à la ſuite de ſa troiſième couche, une ophtalmie violente, qui s'étoit por-tée aux parties internes & externes de l'œil gauche, accom-pagnée de douleurs ſi aiguës qu'on craignoit pour les jours de la malade : le gonflement & l'extenſion des parties inté-rieures devint ſi fort, que la cornée tranſparente ſe rom-pit à une ligne environ de la ligne blanche, à la partie latérale interne : cette ouverture qui étoit demi-circulaire avoit environ trois lignes & demie, au moyen de laquelle, l'iris, l'uvée, le corps vitré ſortoient en grande partie, & formoient une hernie de la groſſeur d'une noiſette, avec diſparition totale de la pupille, & cécité par conſéquent.

Les accidens étoient à ce période, lorſque je fus appelé pour voir la malade, qui réclamoit le calme à ſes vives douleurs.

Je mis en ufage ce nouvel ophtalmique, qui les calma bientôt ; à fa troifième application les parties qui formoient la hernie rentrèrent ; la pupille reparut , & la malade commença à voir dès-lors ; ce traitement fut continué environ 25 jours , lefquels fuffirent pour rétablir cet organe , de manière à ne pouvoir pas reconnoître qu'elle ait été jamais malade.

SIXIEME OBSERVATION.

Sur un Chémofis compliqué d'Hypopion.

Le fieur du...... âgé d'environ 32 ans, étoit affecté de chémofis aux deux yeux compliqués d'Hypopion ou amas de pus entre les lames de la cornée tranfparente , qui le fruftroient entièrement de la faculté de voir. Les accidens étoient d'autant-plus funeftes, qu'une caufe vénérienne y donnoit lieu. Le gonflement exceffif des conjonctives , la tenfion forte des paupières & de tous les mufcles de l'œil , l'épanchement des larmes âcres, les douleurs aiguës que le malade reffentoit aux fourcils , aux tempes , aux yeux & à toute la tête , faifoient craindre pour la perte totale de cet organe.

Les remèdes adouciffans , les calmans, les antiphlogiftiques, les minoratifs, les pédivules & les anti-vénériens en boiffons, furent mis en ufage : j'eus recours en même temps pour topique à mon nouveau remède, le feul fur lequel je pus fonder quelque efpérance ; en effet il agit d'une manière fi efficace, qu'il atténua & évacua la matière purulente qui étoit engorgée & fixée entre les lames de a cornée tranfparente ; ce qui procura dans 25 ou 30 jours , les perceptions vifuelles de cet organe , inefpérées dans ces fortes de maladies.

SEPTIEME OBSERVATION.

Sur une Raifinière compliquée de Phtifis , ou clôture de la Pupille ou Prunelle.

Le fils du fieur Magnan, âgé de 6 ou 7 ans, d'un tempérament fain & vif, reçut un coup de couteau à l'œil droit , à la partie latérale interne de la cornée tranfparente

& de l'iris, qui pénétra jufqu'au fond du globe ; la cornée, l'iris, l'uvée, la tunique vitrée furent grièvement bleffées, d'où s'enfuivit perte de fubftance de l'humeur aqueufe, du corps vitré & du fang, mais en petite quantité ; les douleurs vives fe firent bientôt fentir, accompagnées de fièvre, d'infomnie, & par fois du délire ; ce qui faifoit craindre pour la vie du malade, qui n'avoit pas affez de docilité pour fe laiffer faigner.

L'ouverture faite par le couteau, permit aux parties intérieures de cet œil de fortir, ce qui formoit une hernie ou chute de la groffeur d'un petit grain de raifin, avec difparition totale de la pupille & cécité. Le régime délayant & rafraîchiffant que je prefcrivis, & l'application de mon nouveau remède, que j'infinuois dans la commiffure de la paupière inférieure trois ou quatre fois par jour, fit rentrer dans 15 ou 20 fois de fon application, les parties qui formoient la hernie ou chute ; la cicatrice de la cornée ne tarda pas à fe faire, & dès-lors le malade commença à difcerner les objets. La vue de cet œil fe fortifia fi parfaitement dans un mois de traitement, que les perceptions étoient auffi parfaites que de l'autre ; quoique la pupille ait changé de configuration & de fituation, c'eft-à-dire, qu'elle eft à l'endroit où pénétra le couteau, & fa figure eft tranfverfale. Ne pourroit-on pas inférer de cet accident, qu'il feroit poffible de pratiquer des pupilles ou prunelles artificielles, dans l'occlufion des naturelles ?

HUITIEME OBSERVATION.

Sur un Phtifis accidentel, ou occlufion de la pupille.

La fecouffe forte que donna le fieur Pintard neveu, à une lifière de drap à laquelle fe tenoit une épingle, fit partir cette dernière avec une telle violence, qu'elle fut s'implanter dans l'œil gauche, perça la cornée tranfparente, traverfa la chambre antérieure, & piqua grièvement l'iris vers le milieu du bord de la pupille.

Bientôt l'inflammation s'établit aux parties internes & externes de cet organe, avec difparition totale de la pupille. A ces fymptômes fuccédèrent les vives douleurs que le malade reffentoit à l'œil & à toute la tête, lefquelles exigeoient les plus prompts fecours. La faignée du bras

& de la jugulaire , furent pratiquées ; les rafraichiſſans , les
laxatifs , les minoratifs & les fomentations calmantes , telles
bue la décoction de pavot, furent également employés.

Les accidens s'étant calmés , j'examinai l'œil où l'oc-
cluſion exiſtoit encore. J'appliquai alors de mon nouveau
remède , qui rétablit en peu de jours la prunelle dans ſon
état naturel ; ce qui permit au malade de diſcerner les
objets auſſi parfaitement qu'il faiſoit avant cet accident.

REMARQUES.

Le criſtallin , comme nous l'avons déjà dit , eſt propre
par ſa configuration lenticulaire , & ſa denſité , à raſſem-
bler avec plus d'exactitude les rayons réfléchis des objets ;
lorſqu'il devient opaque , il forme un obſtacle abſolu à la
viſion ; on a recours , lorſqu'il eſt ainſi vicié , à ſon
extraction, qui ſe pratique avec peu de douleur, ſans effu-
ſion de ſang , en très-peu de minutes, & procure auſſi-
tôt la faculté de voir. Quoique cette opération réuniſſe
tous ces avantages , il vaut beaucoup mieux prévenir la
maladie ou détruire ſes premières atteintes , parce que les
complications des vices ne ſe découvrent pas toujours :
comme , par exemple , la diſſolution du corps vitré , la foi-
bleſſe plus ou moins grande du nerf optique , & enfin
l'altération des humeurs ; tous ces déſordres donnent lieu
à des accidens que l'Artiſte le plus expérimenté & le plus
habile , ne ſauroit découvrir ni prévoir.

Demandera-t-on ſi l'Art peut ſuppléer au criſtallin qu'on
extrait ? On répondra que c'eſt par des lunettes con-
vexes , qui produiſent parfaitement à l'extérieur ce que
le criſtallin faiſoit à l'intérieur de l'œil.

Nous rappellerons encore ici que ce remède a la propriété de détruire les adhérences que le criſtallin , devenu
opaque , contracte avec ſes parties voiſines , telles que
l'uvée , les proceſſus ciliaires , & les tuniques du corps
vitré. Avantage d'autant-plus eſſentiel dans les Cataractes formées , que c'eſt de-là que dépend ſouvent le ſuccès
de l'opération. J'ai obſervé d'ailleurs qu'elles deviennent
plus faciles & plus promptes ; auſſi ai-je l'attention, depuis
l'invention de ce remède , de l'employer deux ou trois
fois ſeulement avant de pratiquer l'extraction : les perſon-
nes ci-après citées, avoient été ainſi préparées.

ÉTAT NOMINATIF

DES PERSONNES AINSI OPÉRÉES.

Noms des personnes affectées de la Cécité par la Cataracte, préparées à l'extraction.	Leur âge environs.	Yeux dans la Cécité ou aveuglement.	Degré de vue qu'a procuré l'opération.
M. Devilere Langlade,	60 ans	les deux yeux	à pouvoir lire
M. Caftanet.	45 ans	l'œil gauche	à lire.
M. Palajai	65 ans	l'œil gauche	à lire.
M. Jauffau	34 ans	l'œil droit	retine affectée foible.
M. Nicolas	80 ans	les deux yeux	à lire.
M. Pagés	55 ans	l'œil gauche	à lire.
Le fieur Pintard	60 ans	l'œil gauche	à lire.
Le fieur Graviere	65 ans	les deux yeux	à lire.
Le fieur Baftid	55 ans	les deux yeux	à lire.
Le fieur Roux	65 ans	les deux yeux	à lire.
M. Darlhuc	60 ans	l'œil droit	humeur rhumatifmale à la cornée.
Le nommé Sorel	60 ans	l'œil droit	à lire.
Le nommé Puget	17 ans	aux deux yeux	à lire.
Le nommé Teron	50 ans	l'œil droit	le corps vitré diffous.
Le nommé Campagnac .	40 ans	les deux yeux	à lire.
Le nommé Jardinier , fils	7 ans	les deux yeux	à lire.
Le nommé Roux	50 ans	les deux yeux	à lire.
Le nommé Pellier	60 ans	les deux yeux	humeur rhumatifmale à la cornée.
Mde. Bariquele.	33 ans	les deux yeux	à lire.
Mde. Rouchette	60 ans	les deux yeux	à lire.
Mde. veuve Sabran . . .	50 ans	l'œil gauche	à lire.
Mde. veuve Louis . . .	50 ans	les deux yeux	à lire.
La nommée veuve Barbu.	35 ans	les deux yeux	à lire.
La nommée Puget	19 ans	les deux yeux	à lire.
La nommée Efteve . . .	50 ans	l'œil gauche	à lire.
La nommée Baftid	40 ans	les deux yeux	à lire.
La nommée Magdelaine .	30 ans	les deux yeux	à lire.
La nommée Françoife . .	55 ans	les deux yeux	à lire.
La nommée Lucile	80 ans	les deux yeux	à lire.
La nommée Combalufier.	70 ans	l'œil gauche	à lire.
La nommée Ville vielleffe.	80 ans	aux deux yeux	à lire.
La nommée Balcine . . .	45 ans	aux deux yeux	à lire.
La nommée Rouffel . . .	60 ans	à l'œil gauche	à lire.

Total cinquante-cinq opérations.

Nota. Le petit nombre d'Obſervations que j'ai rapportées dans ce Mémoire, ſuffit ſans doute pour faire connoître les propriétés & les effets du nouveau Remède que j'ai découvert. Je me réſerve d'en expliquer la nature & les principes, dans un Ouvrage plus étendu, ſurtout ſi ce premier Eſſai eſt honoré des ſuffrages de la Société Royale de Médecine.

PERMISSION de MM. les Officiers Municipaux & de Police.

APRÉS avoir lu le Mémoire du Sieur MARCHAN, Chirurgien Oculiſte de cette Ville, *ſur les moyens de prévenir l'aveuglement occaſioné par la Cataracte*, Nous concluons à ce qu'il ſoit permis à l'Auteur de faire imprimer ſon Ouvrage, rempli d'Obſervations intéreſſantes, & dont l'objet eſt la conſervation du plus précieux de nos organes. A Niſmes, ce 29 Avril 1784. TROUSSEL, Avocat, Procureur du Roi de la Ville, & au Bureau de Police.

Permis d'imprimer le Mémoire ci-deſſus, ce 29 Avril 1784. MARTIN, Lieutenant-Général de Police, & P. C. M.